DIETA VEGANA

Ricette Per Dessert Semplici Vegani Per Rimanere
In Salute

(45 e più Frullati Vegani per Rimanere Sani e
Freschi)

Aldo Mazzi

I0082371

Traduzione di Daniel Heath

© **Aldo Mazzi**

Todos os direitos reservados

ISBN 978-1-989837-09-2

<u>TERMINI E CONDIZIONI</u>

INDICE

Parte 1

Introduzione

Questo ricettario di dessert vegani include una varietà di ricette uniche e deliziose di torte e biscotti che puoi facilmente fare a casa. Come panettiere vegano professionista ho provato tutti i tipi di ricette di dessert vegani e mi piacerebbe condividere con te le mie ricette di dolci preferite. Ho fornito facili passaggi da seguire in queste ricette, in modo che sia i principianti che i novizi panettieri vegani possano realizzare queste ricette.

Queste ricette sono le più popolari nella mia pasticceria e penso che le apprezzerai davvero!

Quadrati di limone

Ingredienti:

<u>Frolla:</u>

1 tazza di farina per tutti gli usi

5 cucchiai di margarina

1/4 tazza di zucchero semolato

<u>Ripieno:</u>

3 sostituti di uova

3/4 di zucchero semolato

3 cucchiai di farina per tutti gli usi

1 cucchiaino di vera vaniglia

1/2cucchiaino di lievito in polvere

1/8 di cucchiaino di sale

2 limoni, buccia e succo

zucchero a velo, facoltativo

Istruzioni:

Preriscaldare il forno a 350°F.

In una ciotola, unire gli ingredienti della frolla; inserire poi in una padella da 8 x 8 pollici. Cuocere per 15 minuti.

Mentre la frolla cuoce, sbattere i sostituti dell'uovo in una ciotola fino a che non diventano schiumosi. Aggiungere il resto degli ingredienti del ripieno e mescolare

3

insieme. Versare sopra la frolla e infornare per 20 minuti o fino a quando è cotta.

Lasciare raffreddare prima di servire.

Torta al lime

Ingredienti:

2 contenitori da 8 once di crema di formaggio vegano

2 cucchiai di latte di soia

1 tazza di zucchero naturale

1 cucchiaino di vaniglia

2 cucchiaini di scorza di lime grattugiata

4 cucchiai di succo di lime

2 cucchiai di amido di mais

frolla di cracker vegani da 1 - 9 pollici

fragole a fette

Istruzioni:

Preriscaldare il forno a 350°F. Miscelare la crema di formaggio, il latte di soia, lo zucchero naturale, la vaniglia, la scorza di lime grattugiata, il succo di lime e l'amido di mais fino a che non diventa liscio.

Versare il composto sulla frolla di cracker, metterlo sulla teglia e cuocere per 40 minuti.

Lasciare raffreddare e conservare in frigorifero per 4 ore. Ricoprire con fragole a fette.

Cheesecake vegana

Ingredienti:

<u>Frolla:</u>

18 cracker vegani o altri biscotti, sbriciolati

1/2tazza di olio di canola

1 cucchiaio di farina per tutti gli usi

1 cucchiaio di sciroppo d'agave o di acero

<u>Ripieno:</u>

1 pacchetto (10 once o 300 g) di tofu dolce, pressato leggermente per rimuovere l'acqua

2/3 tazza di anacardi crudi, ammollati durante la notte e scolati

1 cucchiaio di succo di limone

2 cucchiaini di olio di canola

1/3 di tazza di zucchero grezzo o altro dolcificante

3 cucchiaini e 1/2 di sostitutivo di uovo (senza aggiunta di acqua)

1/2cucchiaino di estratto di vaniglia

1/2cucchiaino di sale

Istruzioni:

Unire tutti gli ingredienti della frolla in una grande ciotola. Mescolare fino a quando non è ben incorporato, quindi premere sul piatto della torta.

Unire gli anacardi imbevuti, il tofu dolce, l'olio di canola e il succo di limone in un frullatore; pulsare fino a quando non è completamente liscio e cremoso.

Trasferire la miscela in una ciotola e mescolare zucchero, uovo, vaniglia e sale fino a completa dissoluzione, assicurandosi che non ci siano grumi o cristalli di zucchero. Versare delicatamente la miscela sulla frolla.

Cuocere a 375°F per 25-30 minuti, fino a quando è cotta. Togliere dal forno e lasciare raffreddare.

Mettere in frigo per almeno cinque ore per raffreddarla.

Browniesvegani alla fonduta di cioccolata

Ingredienti:

1/4 di tazza olio di canola

1/3 di tazza d'acqua

1 tazza di zucchero biologico

1 tazza di farina biologica non sbiancata

1 cucchiaio di semi di lino macinati

1/3 di tazza di cacao in polvere non satinato

1/2 cucchiaino di lievito in polvere

1/4 di cucchiaino di sale

Istruzioni:

Preriscaldare il forno a 350°F. Mescolare gli ingredienti umidi in una ciotola grande, quindi aggiungere tutti gli ingredienti secchi e mescolare. Non mescolare troppo.

Mettere in forno e cuocere per 20-25 minuti.

Cheesecake vegana al cioccolato

Ingredienti:

1 pacchetto (12 once) di tofu dolce

1 vaschetta (8 once) di crema di formaggio vegano

3/4 di zucchero

1 pacchetto (12 once) di gocce di cioccolato vegano

3 cucchiai di sciroppo d'acero

1 confezione (9 pollici) frollavegana per torta

Istruzioni:

Nel frullatore, frullare il tofu fino a renderlo morbido. Con un miscelatore elettrico in una ciotola media, unire lo zucchero vegano e la crema di formaggio e 2 cucchiai di tofu levigato, e sbattere fino a che non diventa liscio.

Aggiungere la miscela di crema di formaggio al frullatore con il tofu rimanente. Miscelare di nuovo fino a che non diventa liscio.

Sciogliere le gocce di cioccolato a bagnomaria o microonde. Aggiungere le gocce sciolte nel frullatore, frullare fino a quando il cioccolato non si è mescolato, questo potrebbe richiedere un po' di scatti. Dopo aver mescolato bene le gocce e la miscela, aggiungere lo sciroppo d'acero, frullare per 30 secondi.

Versare il composto sulla frollaper torta fino a riempirla e conservare in frigorifero fino a quando non è pronta.

Torta cioccolato e banana

Ingredienti:

2 banane medie molto mature

1 tazza e 1/4 di farina bianca non sbiancata per tutti gli usi

3/4 di zucchero di zucchero (metà bianco e metà marrone)

1/4 di tazza di cacao amaro in polvere

1/3 tazza di olio di canola

1/3 di tazza d'acqua

1 cucchiaino di bicarbonato di sodio

1 cucchiaino di aceto bianco

1/4 di cucchiaino di sale

1/3 di tazza di gocce di cioccolato semidolce vegano

Istruzioni:

Preriscaldare il forno a 350°F. Mescolare le banane o frullare con il frullino elettrico.

Miscelare gli ingredienti umidi con lo zucchero di canna. Setacciare gli ingredienti secchiinsieme quindi aggiungerli a quelli bagnati.

Amalgamare bene e versare in una tortiera quadrata 8X8 unta. Cospargere con le scaglie di cioccolato la pastella.

Cuocere per circa 35 minuti o fino a quando lo stuzzicadenti inserito nel centro risulta pulito. Raffreddare completamente prima di servire.

Torta cremosa al burro di noccioline

Ingredienti:

Ripieno:

4 quadrati di cioccolato non zuccherato

2/3 di tazza di burro di arachidi

16-18 once di tofu dolce

1 tazza di zucchero

4-6 cucchiai di latte di soia

Frolla vegana di cracker

Istruzioni:

Sciogliere il cioccolato e mescolare con il tofu, il burro di arachidi e lo zucchero aggiungendo il latte di soia fino alla consistenza desiderata.

Versare il tutto sulla frolla di cracker e conservare in frigorifero.

Cheesecake alle fragole

Ingredienti:

2 confezioni (8 once) di crema di formaggio vegano

1 tazza di zucchero non raffinato

2 cucchiaini di vaniglia

3 cucchiai di succo di limone

2 cucchiai di amido di mais

1 frolla vegana di cracker

1/2 -3/4 libbra di fragole fresche, tagliate a metà longitudinalmente

Istruzioni:

Preriscaldare il forno a 350°F. Unire crema di formaggio, zucchero e vaniglia in un robot da cucina o frullatore. Aggiungere il succo di limone e frullare ancora.

Una volta finito di miscelare aggiungere l'amido di mais. Versare il composto sulla frolla e infornare per 45 minuti.

Lasciare raffreddare prima di servire e, una volta completamente raffreddato, aggiungere le fragole sopra.

Torta al limone

Ingredienti:

1 tazza e 2/3 di zucchero semolato

2/3 tazze di olio di canola

1 lattina da 14 once di latte di cocco

1/4 di tazza di latte di riso

1/4 di succo di limone

3 cucchiai di scorza di limone finemente grattugiata

2 cucchiaini di estratto di vaniglia

3 tazze di farina di grano integrale

2 cucchiaini di lievito in polvere

1 cucchiaino di bicarbonato di sodio

1 cucchiaino di sale

1/2 tazza di noce di cocco non zuccherata sminuzzata

Istruzioni:

Preriscaldare il forno a 350°F. Ungere leggermente una padella da 8 x 10 pollici.

In una grande ciotola mescolare lo zucchero semolato, l'olio, il latte di cocco, il riso, la soia o il latte di mandorle, il succo di limone e la scorza e la vaniglia. Mescolare per combinare.

Setacciare la farina, il lievito, il bicarbonato e il sale negli ingredienti umidi, mescolando bene dopo ogni aggiunta. Unire la noce di cocco.

Versare l'impasto nella padella. Cuocere per 1 ora, o fino a quando uno stuzzicadenti inserito nella torta risulta pulito. Togliere dal forno e lasciare raffreddare per circa 10 minuti, quindi posizionare un tagliere sopra la tortiera, capovolgere delicatamente e rilasciare la torta dalla padella.

Lasciare raffreddare completamente. Una volta raffreddata, è possibile scegliere di setacciare una spolverata di zucchero a velo. Tagliare e servire.

Biscotti al mirtillo rosso e banana

Ingredienti:

1 banana

1 tazza di margarina morbida

1/2 tazza di zucchero bianco

1/2 tazza di zucchero di canna confezionato

1 cucchiaino di vaniglia

1 tazza e 1/2 di farina

1 cucchiaino di bicarbonato di sodio

1 cucchiaino di cannella

1 cucchiaino di noce moscata

3 tazze di fiocchi d'avena

1/2 tazza mirtilli rossi

1/2 tazza di mandorle affettate

Istruzioni:

Preriscaldare fino a 350°F. Schiacciare la banana con una forchetta, quindi mescolare con la margarina, gli zuccheri e la vaniglia in una ciotola fino a renderla liscia.

In una ciotola separata, mescolare la farina, il bicarbonato, la cannella e la noce moscata. Mescolare il bagnato con l'asciutto, quindi aggiungere i fiocchi d'avena, i mirtilli e le mandorle.

Con un cucchiaio posizionare su una teglia ricoperta dacarta da forno non ingrassato, e cuocere per circa 15 minuti. Lasciare raffreddare e servire.

Torta vegana alla vaniglia

Ingredienti:

1 tazza e 1/2 di farina

1 tazza di zucchero

1/2 cucchiaino di bicarbonato di sodio

1/2 cucchiaino di sale

1 tazza di acqua ghiacciata

1/2 tazza di olio

2 cucchiaini di vaniglia

2 cucchiai di succo di limone

Istruzioni:

Preriscaldare il forno a 375°F. Ungere una tortiera da 8 o 9 pollici. In una ciotola, setacciare farina, zucchero, bicarbonato e sale fino.

In una piccola ciotola, unire acqua fredda, olio e vaniglia. Aggiungeregli ingredienti liquidi (ad eccezione del succo di limone) a quelli asciutti. Una volta che la pastella è amalgamata, aggiungere il succo di limone e mescolare velocemente, quindi versare nella padella preparata.

Cuocere per 25 o 30 minuti o fino a quando lo stuzzicadenti esce pulito.

Biscotti con gocce di cioccolato

Ingredienti:

2 tazze di farina per tutti gli usi

2 cucchiaini di lievito in polvere

1/2 cucchiaino di sale marino

2 cucchiaini di cannella

1 tazza di zucchero

1/2 tazza di olio di canola

1 cucchiaino di vaniglia

1/2 bicchiere d'acqua

1 tazza di scaglie di cioccolato vegano

Istruzioni:

Preriscaldare il forno a 350°F.

Mescolare tutti gli ingredienti insieme in una grande ciotola, fino a quando sono ben combinati.

Usando un piccolo misurino, posizionare la miscela su una teglia leggermente unta.

Cuocere 10-12 minuti (Nota: i cookie non saranno marroni in cima quando sono pronti).

Tortaallecarote

Ingredienti:

1 tazza e 1/2 di farina in aumento

1 tazza di zucchero grezzo

1 cucchiaino di bicarbonato di sodio

1 cucchiaino di cannella

1/4 di cucchiaino di sale

1 tazza di carote tagliuzzate

3/4 di tazza di succo d'arancia

1/3 di tazza di olio d'uva

1 cucchiaino di vaniglia

1 cucchiaio di semi di lino macinati

Istruzioni:

Scaldare il forno a 350°F. Mescolare tutti gli ingredienti secchi in una ciotola, quindi aggiungere le carote. Mescolare fino a che non è ben amalgamato. Aggiungere i rimanenti ingredienti umidi, mescolare fino a quando non saranno ben amalgamati. Versare nella padella antiaderente quadrata da 9 pollici non ingrassata.

Cuocere 25-30 minuti. Lasciare raffreddare prima di servire.

Torta al mirtillo rosso e alla salsa di mela

Ingredienti:

2 tazze di salsa di mele, non zuccherate

1 tazza di zucchero semolato

1/2 tazza di succo di mela, non zuccherato

1/4 tazza di olio d'oliva dolce

2 cucchiaini di farina di semi di lino (lino macinato)

1 cucchiaino di vaniglia

1 tazza e 1/4 di farina integrale

1 tazza e 1/2 di farina bianca

1 cucchiaino di cannella

1/4 di chiodi di garofano

1/4 di cucchiaino di zenzero

2 cucchiaini di lievito in polvere

3/4 di cucchiaino di sale

1/2 tazza di noci tritate

1/2 tazza di mirtilli rossi

Istruzioni:

Preriscaldare il forno a 350°F. Spruzzare una teglia da 9 X 13 pollici con uno spray antiaderente.

In una grande ciotola mescolare la salsa di mele, zucchero, succo di mela, olio d'oliva, farina di lino e vaniglia. Mescolare fino a completo assorbimento.

In un'altra ciotola combinare il grano intero e farine bianche, spezie, noci e uvetta o mirtilli rossi. Aggiungere delicatamente agli ingredienti umidi e mescolare solo fino a quando è tutto amalgamato.

Versare nella padella e infornare per 35-40 minuti fino a quando uno stuzzicadenti inserito nel centro risulta pulito. Togliere dalla padella quando è fredda.

Biscotti ai fiocchi d'avena

Ingredienti:

1/3 di tazza di tofu morbido dolce

1/3 di tazza di verdura / olio di canola

1/4 di tazza di succo di mela o concentrato

1 cucchiaio di estratto di vaniglia

1/2 tazza di zucchero vegano crudo

1/4 di tazza di sciroppo d'acero

2 tazze di fiocchi d'avena

2 tazza di farina

1/2 cucchiaino di lievito

1/2 cucchiaino di bicarbonato di sodio

1/2 cucchiaino di sale

2 tazza di scaglie di cioccolato vegane o scaglie di carruba

1 tazza di noci

Istruzioni:

In una ciotola di medie dimensioni, mescolare la farina, il bicarbonato, il sale e il lievito. In una ciotola separata, frustare il tofu con un mixer fino a quando non diventa cremoso. Aggiungere olio, succo di mela, vaniglia, zucchero vegano a miscela a bassa velocità fino a quando lo zucchero vegano è un po' sciolto.

Aggiungere lo sciroppo d'acero vegano e mescolare 1 minuto. Aggiungere i fiocchi d'avena e la miscela di farina, mescolare per altri 2 minuti o fino a quando non si è ben miscelato. Quindi amalgamare le noci e le gocce di cioccolato.

Lasciare cadere grandi cucchiai di impasto su una teglia ricoperta dacarta da forno ben oliata. Appiattire leggermente con la parte posteriore del cucchiaio e infornare 13-15 minuti a 350°F.

Biscotti al burro di noccioline

Ingredienti:

3 sostituti di uova

4 cucchiai d'acqua

2 tazze e 1/4 di farina di grano tenero non sbiancata

1/4 tazza di burro di arachidi naturale croccante

2/3 tazza di sciroppo d'acero

1/2 tazza di sucanat

1/2 tazza di margarina

1/2 cucchiaio di lievito

Istruzioni:

Preriscaldare il forno a 350°F. Mescolare il sostituto dell'uovo con l'acqua. In una ciotola grande, unire tutti gli ingredienti e mescolare.

Arrotolare i cucchiai di impasto in palline e posizionarli a una distanza di 2 pollici sulla teglia. Appiattire le palline con la forchetta intinta nella farina, a motivo incrociato.

Cuocere 15 minuti o fino a quando sono leggermente dorati.

Torta di mele

Ingredienti:

1 tazza di farina

1 tazza di semolino

1 tazza di zucchero

1 cucchiaino di lievito per dolci

1 tazza di margarina vegana, sciolta

5 mele grandi o 8-10 piccole

Istruzioni:

Preriscaldare il forno a 375°F.

Mescolare la farina, lo zucchero, il semolino e il lievito in una ciotola. Sbucciare e grattugiare le mele in una ciotola separata e sciogliere la margarina.

Spruzzare una teglia con uno spray da cucina o strofinare con la margarina. Distribuire un terzo della miscela secca, coprire con un terzo delle mele, ripetere.

Versare la margarina sciolta sopra e infornare per 1 ora.

Torta limone e cocco

Ingredienti:

20 once di zucchero

8 once margarina non idrogenata

1/4 tazza di succo di limone

la scorza grattugiata di 4 limoni

2 cucchiaini di vaniglia

1 cucchiaio e 1/2 di estratto di limone

24,6 once di farina

2 cucchiai di lievito in polvere

1/2 cucchiaini di bicarbonato di sodio

1 cucchiaini e 1/2 di sale

2 tazze d'acqua

2 tazze di latte di cocco premium

Ripieno:

3/4 - 1 tazza di marmellata di lamponi pura, scaldata fino a renderla spalmabile

1/3 di tazza di noce di cocco fine

Istruzioni:

Preriscaldare il forno a 350°F, ungere 2 padelle 9x13.

Rendere in crema zucchero e margarina. Aggiungere estratti di succo di limone, scorza, vaniglia e limone e sbattere bene. Sbattere insieme gli ingredienti asciutti in una ciotola media.

Aggiungeregli ingredienti secchi in tre sezioni, alternando acqua e latte di cocco. Sbattere bene dopo ogni aggiunta. Dividere tra le padelle e cuocere 45 minuti, o fino a quando non è pronto.

Raffreddare completamente nella padella prima di versare su un vassoio, quindi raffreddare 1 ora prima di riempire. Distribuire il ripieno uniformemente su uno degli strati e cospargere di noce di cocco.

Collocare il secondo strato sulla parte superiore, tagliare i bordi e raffreddare nuovamente prima di glassare e decorare.

Biscotti alla zucca con gocce di cioccolato

Ingredienti:

1 tazza di olio vegetale

4 tazza di zucchero

2 sostituti di uova (semi di lino e acqua vanno)

5 tazze di farina

1/4 di cucchiaino di zenzero macinato

2 cucchiaini di lievito in polvere

2 cucchiaini di bicarbonato di sodio

2 cucchiaini di noce moscata

2 cucchiaini di cannella

1 cucchiaino di tutte le spezie

1 cucchiaino e 3/4 di sale

1 lattina da 29 once di zucca

2 tazze di cioccolatini vegani

1 tazza di noci tritate

Istruzioni:

Sbattere l'olio e lo zucchero vegano nella ciotola. Aggiungere i sostituti d'uovo e sbattere bene.

In una ciotola separata, mescolare insieme la farina, il lievito, il bicarbonato, le spezie e il sale.

Aggiungere la miscela di zucchero vegano alternata con la zucca nella miscela di farina. Mescolare bene dopo ogni aggiunta. Inserire le scaglie di cioccolato, le noci e la vaniglia.

Rilasciare la miscela con un cucchiaino su una teglia unta. Cuocere per 15-20 minuti o fino a doratura a 350°F.

Cheesecakeallazucca

Ingredienti:

5 pacchetti (8 once) di crema di formaggio vegano

1/2 tazza di tofu dolce

1/2 tazza di crema di soia

3/4 tazza di sciroppo d'acero

3 cucchiai di polvere sostitutiva dell'uovo

3 cucchiai di farina

2 cucchiaini di cannella in polvere

1 cucchiaino di zenzero macinato

1 cucchiaino di chiodi di garofano macinati

1 cucchiaio di estratto di vaniglia

1 lattina di zucca (15 once)

1/2 tazza di briciole di cracker

6 cucchiai di margarina fusa

1/4 tazza di zucchero

Istruzioni:

Preriscaldare il forno a 350°F.

Mescolare bene le briciole, la margarina vegana e lo zucchero vegano e versare nella teglia da 10 pollici unta di grasso. Cuocere la frolla per 10 minuti, estrarre e lasciare raffreddare. Aumentare la temperatura del forno a 425°F.

Sbattere insieme il sostituto dell'uovo e lo sciroppo d'acero vegano.

In una grande ciotola, sbattere insieme crema di formaggio vegano, tofu dolce, crema di soia, zucchero vegano e miscela di sostituti delle uova. Aggiungere la farina e le spezie, quindi la vaniglia. Aggiungere la zucca e battere a velocità media fino a quando non si è ben amalgamata.

Versare il composto sulla frolla preparata e infornare per 15 minuti. Ridurre la temperatura a 275°F e infornare per un'altra ora. Spegnere il fuoco ma lasciare la torta in forno a raffreddare per diverse ore o durante la notte.

Servire la torta tiepida o fredda, con il tofu frullato.

Biscotti allo zenzero

Ingredienti:

4 cucchiai di margarina

1/2 tazza di zucchero grezzo

1 sostituto di uovo

2 tazze e 1/2 di farina semplice

1 cucchiaino di bicarbonato di sodio

4 cucchiaini di zenzero macinato

1 cucchiaino di chiodi di garofano macinati

2 cucchiaini di cannella in polvere

2 cucchiaini di noce moscata

3 cucchiai di sciroppo d'oro

Istruzioni:

Preriscaldare il forno a 350°F.

Rendere in crema la margarina e zucchero grezzo, aggiungere il sostituto dell'uovo, mescolare. Aggiungere la farina, la soda e le spezie, quindi lo sciroppo dorato e mescolare bene.

Arrotolare la miscela in palline di un cucchiaino, appiattirla leggermente e metterla sulla teglia per biscotti.

Cuocere per 10 minuti a 350°F.

Biscotti al tè verde

Ingredienti:

1/2 tazza di burro vegano spalmabile

1/2 tazza di olio di cocco non raffinato

2 cucchiai di polvere di tè verde matcha

1/4 di tazza + 1/2 tazza di zucchero a velo

1/4 di tazza di cocco grattugiato zuccherato (opzionale)

2 tazze di farina per tutti gli usi

Istruzioni:

Preriscaldare il forno a 400°F.

Rendere in crema il burro spalmabile, l' olio di cocco, la polvere di tè verde e 1/4 di tazza di zucchero a velo fino a che non diventa liscio. Aggiungere cocco e farina grattugiata e mescolare fino a quando non sarà amalgamato. La miscela sarà un po' friabile ma dovrebbe restare unita.

Rotolare l'impasto in 24 palline, approssimativamente da 1pollice e 1/2. Mettere su una teglia non unta e cuocere in forno preriscaldato per 10-12 minuti o fino a quando non sono cotti.

Mettere 1/2 tazza di zucchero a velo in un piatto largo e poco profondo; mettere da parte.

Rimuovere i biscotti dal forno e lasciare raffreddare per 10-15 minuti. Rotolare ogni biscotto nello zucchero a velo e metterlo da parte fino a completo raffreddamento.

Palline al burro di noccioline

Ingredienti:

3/4 tazza di semi di zucca crudi

3/4 tazza di s emi di girasole crudi

1/2 tazza di datteri bucati

1/2 tazza di burro di noccioline

1 cucchiaio di semi di chia

Istruzioni:

Unire tutti gli ingredienti usando un robot da cucina.

Rotolare in palline e raffreddare in frigorifero.

Torta alla banana

Ingredienti:

1/4 di tazza di margarina

3/4 di zucchero

2 banane, schiacciate

1 cucchiaino di estratto di vaniglia

3/4 tazza di latte di soia

3/4 di tazza di farina di riso

1/2 tazza di fecola di patate

3 cucchiaini di lievito in polvere

1 cucchiaino di gomma xantana

pizzico di sale

4 cucchiaini di sostituto dell'uovo in polvere

1/4 di tazza di polvere di carruba

Istruzioni:

Impostare il forno a 375°F. Imburrare e stendere la torta.

Rendere in crema la margarina vegana con lo zucchero vegano. Sbatterli con le banane e la vaniglia.

Setacciare le farine, il lievito in polvere, il sale, la gomma xantana, la polvere di sostituto dell'uovo e la polvere di carruba.

Aggiungere latte di soia e gli ingredienti asciutti setacciati alternati, un terzo alla volta, mescolando delicatamente.

Mettere la miscela nella tortiera e cuocere a 375°F per 35 minuti.

La torta è cotta quando uno stuzzicadenti posto al centro della torta risulta pulito.

Lasciare raffreddare la torta prima di servire. Cospargere di zucchero vegano o zucchero a velo.

Biscotti speziati alla mela

Ingredienti:

1 tazza di farina

1 tazza di zucchero di canna

1/2 tazza di zucchero bianco

3 tazze di fiocchi d'avena

1 cucchiaino di bicarbonato di sodio

1 cucchiaino di cannella

1/2 cucchiaino di noce moscata

1/2 cucchiaino di zenzero

1/2 cucchiaino di chiodi di garofano

1/2 tazza di latte di mandorla

1/2 tazza di olio vegetale

1 cucchiaino di estratto di vaniglia

2 piccole mele, non pelate e tagliate a dadini

Istruzioni:

Preriscaldare il forno a 350° e allineare 2 grandi fogli di carta da forno sulle teglie per biscotti. Mescolare tutti gli ingredienti asciutti.

Formare un pozzo in centro e aggiungeregli ingredienti umidi. Impastare con le mani fino a quando la miscela è solidificata, mescolando con le mele.

Lasciare cadere grandi cucchiai di impasto sulle teglie. Cuocere per 15-18 minuti.

Biscotti allabanana e datteri

Ingredienti:

36 datteri

1 tazza e 1/2 di acqua o latte di soia

1/4 - 1/2 tazze di zucchero

2 tazze di farina

1/2 tazza di olio

2 cucchiaini di bicarbonato di sodio

3 banane

Istruzioni:

Preriscaldare il forno a 350°F e lubrificare una teglia da forno in metallo da 8x8 pollici.

Mettere i datteri, il latte di soia / acqua, lo zucchero e le banane in un frullatore o un robot da cucina e frullare / lavorare fino a che i datteri non si sonoappassiti e ben combinati.

Versare il composto in una grande ciotola e aggiungere l'olio. Mescolare bene per incorporare. Aggiungere la farina lentamente, quindi il bicarbonato di sodio.

Dopo aver incorporato tutta la farina nella pastella, versarla nella teglia e cuocere per 60 minuti o fino a quando lostuzzicadenti risulta pulito, controllare la cottura dopo 40 minuti.

Tortaspeziata

Ingredienti:

3 tazze di farina

2 tazze di zucchero

2 bustine di tè chai

2 cucchiaini di bicarbonato di sodio

1 cucchiaino di sale

2 tazze d'acqua

1/3 di tazza di olio d'oliva o vegetale

2 cucchiaini di vaniglia

2 cucchiaini di cannella

2 cucchiai di aceto

Istruzioni:

Preriscaldare il forno a 350°F.

Tagliare le bustine di tè chai e versare le spezie. In una ciotola aggiungere gli ingredienti secchi insieme e mescolare. Quindi aggiungere l'acqua, l'olio e la vaniglia. Aggiungere l'aceto nell'ultima miscelazione e versare il composto nella tortiera.

Cuocere a 350°F per 40 minuti a un'ora, o fino a quando lo stuzzicadenti esce pulito.

Biscotti all'uvetta e ai fiocchi d'avena

Ingredienti:

1 tazza e 1/2 di zucchero di canna ben confezionato

1 tazza di margarina

2 sostituti di uova

2 cucchiaini d'acqua

2 cucchiaini di estratto di vaniglia

2 tazze di farina per tutti gli usi

1 cucchiaino di lievito per dolci

1 cucchiaino di bicarbonato di sodio

2 cucchiaini di cannella in polvere

1/2 cucchiaino di sale

2 tazze di fiocchi d'avena a cottura rapida, non cotti

1 tazza di uvetta

Istruzioni:

Preriscaldare il forno a 350°F. Unire lo zucchero di canna e la margarina in una ciotola e mescolare con un cucchiaio. Aggiungere il sostituto dell'uovo, l'acqua e la vaniglia e continuare a mescolare.

Aggiungere tutti gli ingredienti rimanenti tranne i fiocchi d'avena e uvetta. Mescolare bene. Aggiungere infinei fiocchi d'avena e l'uvetta.

Versare la pasta con cucchiai arrotondati, a 2 pollici di distanza, sulle teglie per biscotti. Cuocere per 9-11 minuti o fino a quando diventa leggermente dorato. Lasciare riposare 1 minuto. Rimuovere dalle teglie, raffreddare completamente prima di servire.

Biscotti vegani al limone

Ingredienti:

2 tazze di farina

2 cucchiaini di lievito in polvere

1/4 di cucchiaino di sale

buccia grattugiata di un limone

1 tazza di zucchero

1/2 tazza di olio vegetale

1/4 tazza di succo di limone fresco

Istruzioni:

Preparare una padella di 9x9 pollici con olio e farina. Preriscaldare il forno a 350°F.

In una ciotola, unire la farina, il lievito, il sale e la scorza di limone grattugiata.

In una ciotola separata, unire lo zucchero e l'olio vegani. Aggiungere il succo di limone e mescolare bene. Aggiungere gli ingredienti umidi a quelli secchi. Mescolare bene. Fare una pastella densa.

Stendere la pastella nella padella.

Cuocere per 30 minuti. Lasciare raffreddare e quindi tagliare in quadrati o barre.

Cheesecakealle noci

Ingredienti:

<u>Frolla:</u>

1/4 di noci pecan (tritate)

3 cucchiai di zucchero grezzo

1 tazza e 1/2 wafer alla vaniglia o cracker vegani

1/4 tazza di margarina (sciolta)

<u>Ripieno:</u>

1 libbra di crema di formaggio vegano

1 tazza di zucchero

2 cucchiai di farina di pasta frolla

3 cucchiai di salsa di mele

1 cucchiaino e 1/2 di vaniglia

1/2 tazza di noci pecan (tritate)

Istruzioni:

Frullare tutti gli ingredienti tranne la margarina. Nella ciotola di miscelazione, aggiungere i wafer e la margarina fusa per inumidire. Mettere la miscela in una tortiera rotonda, premendo verso il basso per coprire l'intera padella.

Cuocere a 350°F per 6 minuti. Togliere dal forno.

Mescolare la crema di formaggio vegano e zucchero in una ciotola. Mescolare la farina, aggiungere lentamente la salsa di mele. Mescolare con la vaniglia e noci pecan.

Mescolare tutti gli ingredienti bene. Versare la miscela nella frolla di wafer e infornare a 350°F per 1 ora. Guarnire la parte superiore dellacheesecake con l'altra metà di pecan.

Biscotti banana e cocco

Ingredienti:

2 banane, schiacciate

1 cucchiaino di estratto di vaniglia

1/2 tazza di zucchero

1/2 tazza di olio vegetale

3 cucchiaini di latte di soia

1 tazza di farina

1 cucchiaino di bicarbonato di sodio

1 cucchiaino di cannella

1 tazza di fiocchi d'avena

1 tazza di cocco grattugiato

Istruzioni:

Preriscaldare il forno a 350°F e oliare leggermente una teglia. Nel frullatore / robot da cucina, mescolare insieme purea di banane, vaniglia, zucchero, olio e latte.

In una grande ciotola, setacciare la farina, il bicarbonato e la cannella. Mescolare i fiocchi d'avena e poi unire bene la miscela di banana.

Unire in cocco grattugiato. Scolare le porzioni di un cucchiaio sulla teglia per biscotti preparata e infornare per 15-20 minuti.

Torta al limone

Ingredienti:

1 tazzae3/4 di farina

1 cucchiaino di lievito per dolci

1/2 cucchiaino di sale

1 limone grande

1/2 tazza di margarina (sciolta)

1 tazza di zucchero di canna

2 sostituti delle uova

2/3 tazza di latte di soia

1/2 cucchiaino di vaniglia

1/4 tazza di zucchero a velo

Istruzioni:

Preriscaldare il forno a 350°F.

Mescolare gli ingredienti secchi (eccetto zuccheri). Grattugiare finemente la buccia di limone e mescolarla. Per la glassa, spremere il succo dei limoni in una piccola ciotola, mescolare con zucchero a velo e mettere da parte.

Sbattere la margarina e lo zucchero di canna insieme, aggiungere i sostituti dell'uovo e la farina e il latte di soia. Aggiungere la vaniglia e mescolare bene. Versare in una padella unta e infornare a 350°F per un'ora.

Lasciare raffreddare per almeno 20 minuti, girare su un griglia di raffreddamento e irrorare con glassa.

Torta glassata al cioccolato e al lampone

Ingredienti:

1 tazza e 1/2 di farina

1/3 di tazza di cacao in polvere non satinato

1/2 cucchiaino di bicarbonato di sodio

1/2 cucchiaino di sale marino

1 tazza di zucchero di canna

1/2 tazza di olio di vinaccioli

1 tazza di caffè preparato freddo

2 cucchiaini di estratto di vaniglia

2 cucchiai di aceto di sidro di mele

Glassa al cioccolato e lampone:

2 once di cioccolato fondente non zuccherato

1/4 tazza di lamponi freschi, schiacciati

3 cucchiai di acqua

1 cucchiaino di estratto di vaniglia

1 tazza di zucchero a velo

Copertura sopra la glassa:

1 tazza di lamponi freschi

1/2 tazza di gocce di cioccolato fondente

Istruzioni:

Preriscaldare il forno a 375°F. Spalmare l'olio di cocco sulla teglia per evitare che si attacchi.Setacciare la farina, il cacao, il bicarbonato, il sale e lo zucchero. In un'altra ciotola, unire olio, caffè e vaniglia. Versare il liquido al secco e mescolare fino a che non diventa liscio.Aggiungere l'aceto e mescolare brevemente; il bicarbonato inizierà a reagire con l'aceto. Versare rapidamente la pastella nella padella preparata.Cuocere per 25-30 minuti. Lasciare raffreddare leggermente la torta prima di aggiungere la glassa.In una casseruola pesante, sciogliere il cioccolato a fuoco basso o medio. Una volta completamente sciolto, togliere dal fuoco e mescolare in purea lamponi, acqua e vaniglia. Mescolare lo zucchero a velo. Spalmare la glassa sulla torta raffreddata.Coprire il tutto con lamponi interi e cospargere con scaglie di cioccolato non caseari.

Biscotti allamelassa

Ingredienti:

3/4 tazza di farina

1/2 tazza di zucchero

2 tazze di fiocchi d'avena

1/2 cucchiaino di bicarbonato di sodio

1/2 cucchiaino di lievito in polvere

1/2 cucchiaino di sale

1/3 tazza di salsa di mele

1/4 di tazza di sciroppo d'acero

1/4 tazza di melassa

1 cucchiaio di vaniglia

Sostituto d'ovo equivalente a 1 uovo

1 - 1 1/2 tazze di albicocche secche tritate

1/2 tazza di cocco grattugiato

1 cucchiaio di olio vegetale

Istruzioni:

Preriscaldare il forno a 350°F. Unire la farina, i fiocchi d'avena, lo zucchero, il bicarbonato, il lievito e il sale. Mescolare bene.

In una ciotola separata, unire la salsa di mele, lo sciroppo, la melassa, la vaniglia e la sostituzione delle uova. Aggiungere un cucchiaio di olio.

Unire gli ingredienti umidi e secchi e aggiungere albicocche e cocco.

Lasciare cadere delle cucchiaiate su una teglia unta, appiattendo leggermente. Cuocere per 15-20 minuti fino a quando non diventa solido.

Parte 2

Introduzione

Assumere abbastanza proteine attraverso la propria dieta è molto importante ed è la chiave per mantenere un corpo sano. Per questo motivo a volte chi intraprende una dieta vegana è preoccupato di non consumare proteine a sufficienza. Molte persone non sono consapevoli che non è necessario consumare carni e latticini per assumere proteine. Esistonoinfattiottime fonti di proteine vegane. Di seguito elenchiamo alcune delle fonti di proteine vegane.

Alcune ottime fonti di proteine della dieta vegana:

- **Tofu**: il tofu è probabilmente la fonte di proteine più conosciuta in questa lista. Il tofu è prodotto con i semi di soia ed è un ingrediente molto flessibile che si può includere in un'ampia varietà di piatti. Può anche avere una consistenza simile a quella della carne a seconda di come è preparato.

- **Fagioli:** i fagioli sono ricchi di proteine e di molti nutrienti. Una tazza di fagioli contiene circa 15 grammi di proteine. Questo è un ottimo ingrediente per una varietà di piatti.

- **Quinoa:** la quinoa è simile al riso, ma contiene 9 grammi di proteine per tazza ed è una buona fonte di carboidrati complessi. È un'ottima alternativa al riso.

- **Latte di soia:** il latte di soia ha proprietà simili al latte di mucca, in quanto ha un alto contenuto di proteine e può essere utilizzato per la realizzazionedi prodotti da forno. Ma a differenza del latte vaccino non è un derivato animale ed è quindi indicatoperla dieta vegana.

Spero che il lettore troverà queste ricette vegane ad alto contenuto proteico di suo gradimento. Sonotutte ricette attentamente selezionate per le quantità elevate di proteine che apportano senza contenere nessun tipo di carne o prodotto di origine animale.

Capitolo 1: Ricette vegane di zuppe e stufati ad elevato contenuto proteico

Zuppa di tofu agropiccante

Ingredienti

1 confezione (225 g) di tofu solido, tagliato a strisce da 0,5 cm

250 ml di brodo vegetale

1/4 di cucchiaino fiocchi di peperoncino rosso

1/2 cucchiaino di pepe nero macinato

3/4 di cucchiaino di pepe bianco macinato

1/2 cucchiaio di olio piccante

1/2 cucchiaio di olio di sesamo

1 cipollotto a fettine

1 tazza di funghi secchi cinesi

30 g di funghi orecchio di Giuda secchi

4 funghi shiitake secchi

12 boccioli di giglio di tigre essiccati

2 tazze d'acqua calda

10 g di funghi di bambù

3 cucchiai di salsa di soia

5 cucchiai di aceto di riso

1/4 di tazza di amido di mais

Procedimento

In una piccola ciotola, disporre i funghi orecchio di Giuda, i funghi shiitake e i boccioli di giglio in 1 tazza e mezza di acqua calda. Lasciarli in ammollo 20 minuti per farli rinvenire. Scolare conservando il liquido. Accorciare i gambi dei funghi e tagliarli a strisce sottili. Tagliare i boccioli di giglio a metà.

In una piccola ciotola separata, immergere i funghi di bambù in un 1/4 di tazza di acqua calda leggermente salata. Lasciarli in ammollo 20 minuti per farli rinvenire. Scolare e tritare.

In una terza piccola ciotola, mescolare la salsa di soia, l'aceto di riso e 1 cucchiaio di amido di mais. Aggiungere metà delle strisce di tofu alla miscela.

In una casseruola media, aggiungere il liquido dei funghi e il liquido dei boccioli di giglio messi da parte in precedenza con il brodo vegetale. Portare ad ebollizione e aggiungere i funghi orecchio di Giuda, i funghi shiitake e i boccioli di giglio. Abbassare la fiamma al minimo e lasciare sobbollire 3-5 minuti. Condire con pepe rosso, pepe nero e pepe bianco.

In una piccola ciotola, mescolare l'amido di mais rimanente e l'acqua rimanente. Aggiungere il composto al brodo e mescolare fino a quando si sarà addensato.

Aggiungere la miscela di salsa di soia e le rimanenti strisce di tofu nella casseruola. Riportare ad ebollizione e aggiungere i funghi di bambù, l'olio piccante e l'olio di sesamo. Guarnire con cipollotto e servire.

Zuppa di miso con tofu e zucca

Ingredienti

1/4 di una piccola zucca sbucciata, privata dei semi e tagliata a cubetti

1 pezzo (5 cm) di zenzero fresco, tagliato a fiammifero

2 cucchiai di salsa di soia

60 g di noodles di grano saraceno

100 g di tofu solido, a cubetti

2 cucchiaini di pasta di miso

2 cucchiaini di olio di sesamo

2 cipollotti tagliati finemente in diagonale

2 peperoncini rossi grandi, tagliati in diagonale

2 cucchiai di semi di sesamo tostati

2 cucchiai di coriandolo fresco tritato, o di più a piacere

2 cucchiai di zenzero sott'aceto

Procedimento

Portare ad ebollizione una grande casseruola d'acqua; aggiungere la zucca, lo zenzero e la salsa di soia. Cuocere il composto di zucca per circa 3 minuti. Aggiungere i noodles alla miscela di zucca e cuocere fino a quando saranno leggermente cotti, per circa 4 minuti.

Aggiungere il tofu alla miscela di zucca e noodles e cuocere fino a quando la zucca e i noodles sono quasi teneri, per altri 5-10 minuti.

Mettere 1 cucchiaino di miso in ogni ciotola da portata. Aggiungere acqua di cottura in ogni ciotola con un mestolo e mescolare fino allo scioglimento del miso.

Dividere la zuppa di zucca e tofu tra le 2 ciotole da portata; guarnire ciascuna con 1 cucchiaino di olio di sesamo, 1 cipollotto tritato, 1 peperoncino rosso tritato, 1 cucchiaio di semi di sesamo, 1 cucchiaio di coriandolo e 1 cucchiaio di zenzero sott'aceto.

Chili vegano ad alto contenuto di proteine

Ingredienti

350 g di macinato vegano per hamburger

420 g di salsa di pomodoro in scatola

1 tazza di acqua

1 cipolla piccola (tritata)

3 spicchi d'aglio (tritati)

1 cucchiaio di salsa Worcestershire vegetariana

1 cucchiaino di aroma fumo liquido

2 cucchiaini di peperoncino in polvere

1/8 di cucchiaino di pepe nero

1 cucchiaino di senape in polvere

1 cucchiaino di sale

1/8 di cucchiaino fiocchi di peperoncino rosso

Procedimento

In una grande pentola unire il macinato, la salsa di pomodoro, l'acqua, la cipolla, l'aglio, la salsa Worcestershire, il fumo liquido, il peperoncino in polvere, il pepe nero, la senape, il sale e i fiocchi di peperoncino.

Cuocere a fuoco basso per 30 minuti o fino a quando il composto sarà uniformemente riscaldato.

Zuppa di tofu e piselli spezzati

Ingredienti

1 cucchiaio di olio d'oliva

1 cipolla bianca tritata finemente

3 spicchi d'aglio (schiacciati)

4 patate rosse piccole (tagliate a dadini)

1 tazza di carote sbucciate (tagliate a dadini)

450 g di piselli secchi spezzati

4 tazze di brodo vegetale

1 confezione (450 g) di tofu morbido

170 g di spinaci novelli freschi (finemente tritati)

1 cucchiaio di basilico secco

sale e pepe a piacere

Procedimento

Scaldare l'olio d'oliva in una padella a fuoco medio e soffriggere la cipolla e l'aglio finché si ammorbidiscono.

In una pentola capiente, mescolare il composto di cipolla, le patate, le carote e i piselli spezzati. Aggiungere il brodo vegetale. Portare ad ebollizione, ridurre il calore al minimo e fare sobbollire per 1 ora.

In un frullatore o in un robot da cucina, frullare il tofu e gli spinaci fino a renderli cremosi, quindi unirli alla pentola. Condire con basilico, sale e pepe. Continuare a cuocere per 1 ora. Se la zuppa diventa troppo densa, aggiungere acqua.

Chili vegano al peperoncino di Cayenna

Ingredienti

1 cucchiaio di olio d'oliva o 1 cucchiaio di spray da cucina all'olio d'oliva

1 cipolla gialla grande tritata

2 cucchiai e ½ di peperoncino in polvere

1 cucchiaino di pepe di Cayenna macinato

1 cucchiaino di origano secco

1 confezione (170 g) concentrato di pomodoro

1 barattolo (410 g) di pomodori a cubetti

1 barattolo (400 g) di passata di pomodoro

1tazza e 1/2 d'acqua

2 barattoli (da 410 g) di fagioli rossi scuri, scolati e lavati

2 tazze di macinato di tofu al gusto di hamburger

Procedimento

Scaldare l'olio in una pentola di medie dimensioni. Aggiungere la cipolla e cuocere al coperto fino a quando le cipolle saranno morbide (circa 5 minuti).

Aggiungere il peperoncino in polvere, il pepe di Cayenna, l'origano, tutti i prodotti a base di pomodoro e l'acqua. Portare ad ebollizione, quindi cuocere a fuoco lento per circa 15 minuti.

Aggiungere i fagioli e il macinato per hamburger e cuocere a fuoco lento per circa 30 minuti.

Zuppa cremosa di pomodoro e tofu

Ingredienti

4 tazze di pomodori tagliati a cubetti

1/2 cipolla tritata

1 cucchiaio di olio d'oliva

1 confezione (400 g) di tofu morbido

2 barattoli (da 300 g) di zuppa di pomodoro condensato

sale a piacere

pepe nero macinato a piacere

Procedimento

Soffriggere i pomodori e la cipolla in olio d'oliva fino a quando la cipolla non sarà trasparente.

Frullare la zuppa in scatola e il tofu in un frullatore, quindi aggiungere questa mistura alle cipolle e ai pomodori saltati.

Continuare la cottura e aggiungere acqua se necessario. Aggiungere sale e pepe a piacere e guarnire con basilico fresco tritato.

Stufato vegano di zucca squash

Ingredienti

1 tazza di riso integrale crudo

230 g di cavolo nero tagliato a pezzetti

2 spicchi d'aglio pelati

1 confezione (280 g) di okra congelata

1 barattolo (800 g) di pomodori pelati interi, tagliati a pezzetti, con il loro liquido

1 zucca chayote tagliata a dadini

2 spicchi d'aglio schiacciati

1/4 di cucchiaino di zenzero macinato, o più a piacere

1/4 cucchiaino di aneto essiccato, o più a piacere

1/4 di cucchiaino di cumino macinato, o a piacere

1 cucchiaio di coriandolo fresco tritato, o a piacere

1 barattolo (450 g) di fagioli rossi, sciacquati e scolati

1 confezione (170 g) concentrato di pomodoro

farina al bisogno

Procedimento

Portare ad ebollizione il riso integrale e l'acqua in una pentola a fuoco alto. Ridurre la temperatura a medio bassa; coprire e lasciar cuocere fino a quando il riso è tenero e il liquido è stato assorbito, da 45 a 50 minuti.

Mettere il cavolo nero e i 2 spicchi d'aglio interi sbucciati in una pentola; aggiungere abbastanza acqua per coprire. Far bollire fino a quando i cavoli saranno teneri, circa 15 minuti. Scolare.

Unire l'okra, i pomodori, la zucca chayote e i 2 spicchi d'aglio schiacciati in una grande pentola separata; portare a ebollizione e cuocere fino a quando l'okra si sarà scongelata, circa 5 minuti. Ridurre la fiamma e continuare la cottura; condire con zenzero macinato, aneto, cumino macinato e coriandolo a piacere. Aggiungere il cavolo nero; cuocere a fuoco lento finché i sapori non si saranno amalgamati, almeno 40 minuti.

Schiacciare i fagioli e il concentrato di pomodoro in una ciotola; aggiungere allo stufato. Aggiungere il riso cotto e mescolare bene. Aggiungere un cucchiaio di farina per addensare, se lo si desidera. Regolare i condimenti a piacere.

Curry di tofu e zucca squash
Ingredienti
2 cucchiai di curry in polvere
½ cucchiaino di sale

¼ di cucchiaino di pepe macinato fresco

1 confezione da 400 g di tofu extra-solido o solido confezionato in acqua

4 cucchiaini di olio di canola, separati

1 grande zucca squash, tagliata a metà, privata dei semi e tagliata a cubetti da 2,5 cm

1 cipolla media, tagliata a metà e tagliata a fettine

2 cucchiaini di zenzero fresco grattugiato

1 lattina da 400 g di latte di cocco

1 cucchiaino di zucchero di canna chiaro

8 tazze di cavolo riccio tritato grossolanamente avendo cura di rimuovere gli steli duri

1 cucchiaio di succo di lime, o di più a piacere

Procedimento

Mescolare il curry in polvere, il sale e il pepe in una piccola ciotola. Asciugare il tofu con un tovagliolo di carta e tagliarlo a cubetti da 2,5 cm; mettere il tofu in una ciotola media con 1 cucchiaino della miscela di spezie.

Scaldare 2 cucchiaini di olio in una grande padella antiaderente a fuoco medio-alto. Aggiungere il tofu e cuocere, mescolando ogni 2 minuti, fino a doratura, da 6 a 8 minuti in totale. Trasferire in un piatto.

Riscaldare i restanti 2 cucchiaini di olio a fuoco medio-alto. Aggiungere la zucca, la cipolla, lo zenzero e la miscela di spezie rimanente; cuocere da 4 a 5 minuti mescolando, fino a quando le verdure saranno leggermente dorate. Aggiungere il latte di cocco e lo zucchero di canna e portare ad ebollizione.

Aggiungere metà del cavolo riccio e cuocere, mescolando per circa 1 minuto, fino a che sarà leggermente appassito. Unire il resto delle verdure e cuocere, mescolando, per 1 minuto.

Rimettere il tofu nella padella, coprire e cuocere da 3 a 5 minuti, mescolando una o due volte, fino a quando la zucca e le verdure saranno tenere. Togliere dal fuoco e aggiungere mescolando il succo di lime.

Chili di zucca con Slowcooker
Ingredienti

1 lattina di ceci (425 g)

1 lattina (410 g) di pomodori arrostiti tagliati a cubetti

2 tazze di brodo vegetale

1 lattina (450 g) di fagioli rossi

1 lattina (425 g) di purea di zucca

1 lattina (425 g) di fagioli neri

3 peperoni rossi (a dadini)

1 cipolla (a dadini)

1 lattina (230 g) di salsa di pomodoro

1 confezione (170 g) di spinaci novelli

1 lattina (115 g) di peperoncini verdi a pezzetti

1 lattina (65 g) di olive nere a fettine

1/4 di tazza di succo d'arancia

5 spicchi d'aglio (tritati)

1 cucchiaio di olio di semi

1 cucchiaio di concentrato di pomodoro

1 cucchiaio di cacao amaro in polvere

1 cucchiaio di zucchero di canna

2 cucchiaini di cumino in polvere

2 cucchiaini di chipotle in polvere

1 cucchiaino di sale

1/2 cucchiaino di origano secco

1/2 cucchiaino di coriandolo in polvere

Procedimento

Combinare tutti gli ingredienti in uno slowcooker.

Cuocere a fuoco basso, mescolando di tanto in tanto per circa 8 ore fino a quando i sapori si saranno amalgamati.

Zuppa di fagioli neri

Ingredienti

2 cucchiai di olio d'oliva

1 cipolla (a dadini)

1 peperone verde (a dadini)

2 gambi di sedano (a dadini)

1 carota grande (a dadini)

2 spicchi d'aglio tritati

2 lattine da 425 g di fagioli neri scolati

1 lattina (410 g) di pomodori tagliati a cubetti

1 tazza di acqua

1 cucchiaino di cumino

Procedimento

Scaldare l'olio d'oliva in una pentola a fuoco medio-alto; soffriggere per 5 minuti circa la cipolla, il peperone verde, il sedano, la carota e l'aglio fino a quando la cipolla sarà traslucida.

Aggiungere i fagioli neri, i pomodori a cubetti, l'acqua e il cumino e portare ad ebollizione. Ridurre il calore a medio-basso e far sobbollire almeno 20 minuti, finché i sapori non si saranno amalgamati.

Zuppa piccante di fagioli

Ingredienti

1/4 tazza di olio d'oliva

1 cipolla (a dadini)

2 spicchi d'aglio (a dadini)

2 lattine (da 450 g) di fagioli cannellini sciacquati e scolati

2 lattine (430 g) di fagioli rossi sciacquati e scolati

1 lattina (425 g) di fagioli neri sciacquati e scolati

3 gambi di sedano tritati

3 carote tritate

2 patate grandi tagliate a cubetti

425 g di cocktail di succo di pomodoro e verdure

2 cucchiai di zucchero di canna

1 cucchiaino e mezzo di timo secco

4 tazze di acqua

2 dadi di brodo vegetale

1 tazza di vino rosso

Procedimento

Scaldare l'olio in una grande padella a fuoco medio. Mettere la cipolla e l'aglio nella padella e cuocere lentamente mescolando finché saranno teneri e dorati.

Mettere i fagioli cannellini, i fagioli rossi, i fagioli neri, il sedano, le carote, le patate, il cocktail di succo di pomodoro e verdura, lo zucchero di canna, il timo, l'acqua e i dadi di brodo vegetale nella padella.

Cuocere a fuoco medio-alto per circa 25 minuti. Quando la miscela si addensa, aggiungere mescolando il vino rosso.

Stufato piccante di fagioli

Ingredienti

1 lattina (410 g) di pomodori schiacciati

2 tazze di mais fresco

1 tazza di fagioli borlotti secchi

1 tazza di fagioli neri secchi

1 tazza di ceci secchi

1 cucchiaio di olio d'oliva

1 cipolla (a dadini)

4 spicchi d'aglio schiacciati

1 cucchiaino di cumino in polvere

1/2 cucchiaino di cannella in polvere

sale e pepe a piacere

pepe di Cayenna a piacere

Procedimento

Sciacquare e mondare i fagioli borlotti, i fagioli neri e i ceci. Mettere in una grande ciotola e coprire con acqua. Lasciare in ammollo per una notte.

Scolare i legumi, metterli in una pentola capiente e coprirli con acqua. Portare ad ebollizione e cuocere per 1 ora, o fino a quando i fagioli saranno teneri. Potrebbe essere necessario aggiungere più acqua durante la cottura per evitare che si secchino o brucino.

Scaldare l'olio in una piccola casseruola a fuoco medio-alto. Soffriggere la cipolla e l'aglio finché la cipolla non diventa trasparente. Aggiungere il cumino. Ai fagioli aggiungere le cipolle, l'aglio e i pomodori schiacciati.

Cuocere a fuoco lento per circa 20 minuti. Aggiungere mescolando il mais e la cannella; cuocere ancora 15 minuti. Condire con sale, pepe e pepe di Cayenna a piacere prima di servire.

Capitolo 2: Ricette vegane per piatti

principali ad elevato contenuto proteico

Insalata di fagioli neri e mais

Ingredienti

3 grandi pannocchie di mais, mondate

⅓ di tazza di pinoli

¼ di tazza di succo di lime

2 cucchiai di olio extravergine di oliva

¼ di tazza di coriandolo fresco tritato

½ cucchiaino di sale

Pepe macinato fresco, a piacere

2 lattine da 425 g di fagioli neri, sciacquati

1 pomodoro grande (a dadini)

½ tazza di cipolla rossa tritata

2 tazze di cavolo rosso a pezzetti

Procedimento

Portare ad ebollizione 2,5 cm di acqua in un forno olandese. Aggiungere le pannocchie di mais, coprire e cuocere circa 3 minuti, fino a quando non saranno tenere. Quando si saranno raffreddate abbastanza da poterle toccare, separare i chicchi dalle pannocchie con un coltello affilato.

Nel frattempo, mettere i pinoli in una piccola padella asciutta a fuoco medio-basso e cuocere mescolando da 2 a 4 minuti, fino a quando saranno fragranti e leggermente dorati.

Sbattere con una frusta il succo di lime, l'olio, il coriandolo, il sale e il pepe in una grande ciotola. Aggiungervi il mais, i pinoli, i fagioli, il cavolo, il pomodoro e la cipolla e mescolare per ricoprirli con il condimento. Conservare in frigorifero fino al momento di servire.

Tofu Sichuan

Ingredienti

½ tazza d'acqua, in due contenitori separati

¼ tazza di salsa di soia a ridotto contenuto di sodio

1 cucchiaio di concentrato di pomodoro

2 cucchiaini di aceto di Chinkiang o aceto balsamico

2 cucchiaini di zucchero

¼ - ½ cucchiaino di peperoncino rosso tritato o a piacere

1 cucchiaino più 2 cucchiai di amido di mais (separati)

1 confezione da 400 g di tofu extra-solido scolato

2 cucchiai di olio di canola (separati)

4 tazze di fagiolini, privati delle estremità e tagliati a metà

4 spicchi d'aglio tritati

2 cucchiaini di zenzero tritato

Procedimento

Sbattere con la frusta ¼ di tazza d'acqua, la salsa di soia, il concentrato di pomodoro, l'aceto, lo zucchero, il peperoncino rosso tritato a piacere e 1 cucchiaino di amido di mais in una piccola ciotola.

Mettere da parte. Tagliare il tofu a cubetti da 1 - 2 cm e asciugare con un panno. Mettere il tofu in una ciotola con i restanti 2 cucchiai di amido di mais e ricoprirlo con l'amido.

Scaldare 1 cucchiaio di olio a fuoco medio-alto in un wok o in una padella capiente. Aggiungere il tofu e spargerlo su tutta la superficie della padella. Lasciare cuocere indisturbato per 2 minuti. Girare e mescolare delicatamente. Continuare a cuocere mescolando di tanto in tanto per 2 o 3 minuti, fino a quando sarà leggermente dorato e croccante. Trasferire in un piatto.

Abbassare la fiamma. Aggiungere il rimanente cucchiaio di olio nella padella. Aggiungere i fagiolini, l'aglio e lo zenzero e cuocere per 1 minuto, mescolando continuamente.

Aggiungere il restante ¼ di tazza d'acqua, coprire e cuocere per altri 2-4 minuti, fino a quando i fagiolini sono teneri ma croccanti. Mescolare la miscela di salsa di soia preparata in precedenza e versarla sui fagiolini.

Cuocere circa un minuto mescolando fino a quando il liquido si sarà addensato. Aggiungere il tofu e cuocere un altro minuto mescolando fino a quando si sarà scaldato completamente.

Tofu arrosto al lime
Ingredienti

2 confezioni (da 400 g) di tofu extra-solido confezionato in acqua (scolato)

⅔ di tazza di salsa di soia a ridotto contenuto di sodio

⅔ di tazza di succo di lime

6 cucchiai di olio di sesamo tostato

Procedimento

Asciugare il tofu con un panno e tagliarlo in cubetti da 1-2 cm. Mescolare la salsa di soia, il succo di lime e l'olio in una ciotola media o in una grande busta di plastica sigillabile. Aggiungere il tofu e scuotere delicatamente per combinare. Marinare in frigorifero per 1 ora o fino a 4 ore, mescolando delicatamente una o due volte.

Preriscaldare il forno a 230°C.

Rimuovere il tofu dalla marinata con una schiumarola. Distribuire su 2 grandi placche da forno, assicurandosi che i pezzi non si tocchino.

Arrostire circa 20 minuti fino a doratura girando il tofu delicatamente a metà cottura.

Tofu al sesamo

Ingredienti

230 g di noodles di grano saraceno

3 cucchiai di olio di sesamo tostato (scuro)

2 scalogni (tritati)

1 cucchiaio di aglio tritato

2 cucchiaini di zenzero tritato

1 cucchiaio di zucchero di canna

2 cucchiai di salsa di soia a ridotto contenuto di sodio

2 cucchiai di salsa hoisin

230 g di tofu al forno a cubetti

2 tazze di fiori di broccoli

1 tazza di peperone giallo o arancione a fettine

3 cucchiai di arachidi tostate

Procedimento

Cuocere i noodles in una pentola di acqua bollente secondo le indicazioni sulla confezione. Scolare, sciacquare e trasferire in una grande ciotola.

Unire l'olio di sesamo, gli scalogni, l'aglio, lo zenzero e lo zucchero di canna in una piccola casseruola. Scaldare a fuoco medio fino a quando comincerà a sfrigolare. Cuocere per 15 secondi. Togliere dal fuoco e aggiungere mescolando la salsa di soia e la salsa hoisin. Aggiungere il tofu, i broccoli, i peperoni e le arachidi ai noodles; mescolare delicatamente per combinare.

Sformato di zucca squash

Ingredienti

3 cucchiai di olio extra vergine d'oliva, separati

1 cipolla grande (a dadini)

1 cucchiaio di aglio tritato

1 cucchiaio di paprika

2 cucchiaini e ½ di cumino macinato, diviso

1 cucchiaino di coriandolo in polvere

¼ di cucchiaino di pepe di cayenna, o a piacere

¼ di cucchiaino di pimento macinato

2 lattine da 425 g di ceci, sciacquati

1 confezione da 800 g pomodori a cubetti

2 tazze di spinaci tritati surgelati

1 tazza di quinoa o couscous integrale

½ tazza di uva sultanina

1 tazza di acqua

½ cucchiaino di sale, separato

2 confezioni da 280-350 g di purea di zucca, scongelate

⅓ di tazza di coriandolo fresco tritato finemente

Procedimento

Preriscaldare il forno a 230°C.

Scaldare 2 cucchiai di olio a fuoco medio in una padella antiaderente capiente. Aggiungere la cipolla e cuocere da 9 a 11 minuti, mescolando di tanto in tanto, finché sarà tenera e dorata. Aggiungere aglio, paprika, 2 cucchiaini di cumino, coriandolo, pepe di cayenna e pimento e cuocere per 30 secondi.

Aggiungere mescolando i ceci, i pomodori, gli spinaci, la quinoa, l'uva sultanina, l'acqua e ¼ di cucchiaino di sale. Cuocere mescolando per 5 minuti. Togliete dal fuoco.

Se la zucca scongelata è acquosa, collocarla in un setaccio a maglie fini e premere delicatamente per estrarre il liquido in eccesso. Trasferire in una ciotola media e mescolare i restanti 1 cucchiaio di olio, ½ cucchiaino di cumino e ¼ di cucchiaino di sale. Distribuire uniformemente la zucca sopra la miscela di ceci.

Coprire la padella e cuocere fino a cottura ultimata, circa 45 minuti per la quinoa. Lasciare raffreddare per 5 minuti. Impiattare spolverando con coriandolo.

Tofu saltato con anacardi

Ingredienti

1 confezione da 400 g di tofu extra-solido o solido confezionato in acqua (scolato)

3 cucchiai di salsa hoisin

2 cucchiai di salsa di soia a ridotto contenuto di sodio

½ cucchiaino di salsa di peperoncino e aglio

2 cucchiai di olio di canola (separati)

1 tazza di cipolla tritata

2 spicchi d'aglio tritati

1 cucchiaio di zenzero fresco grattugiato

2 tazze e ½ (230 g) di piselli dolci privati delle estremità

2 tazze e ¼ (230 g) di taccole private delle estremità

1 tazza di piselli freschi o scongelati precedentemente

½ tazza di anacardi leggermente salati tagliati a metà e in pezzi

Procedimento

Piegare un panno da cucina pulito e disporlo su un tagliere o su un piatto capiente. Posizionare il tofu sul panno, mettere un altro panno pulito ripiegato sul tofu e appoggiarvi sopra un peso piatto. Lasciare assorbire il liquido per 30 minuti.

Sbattere con la frusta la salsa hoisin, la salsa di soia e la salsa di peperoncino e aglio in una piccola ciotola.

Tagliare il tofu pressato in cubetti da 1 cm. Scaldare 1 cucchiaio d'olio in una padella antiaderente a fuoco medio-alto finché non sfrigola. Aggiungere il tofu e cuocere girando di tanto in tanto da 6 a 8 minuti, fino a doratura. Trasferire in un piatto.

Rimettere la padella sul fuoco e aggiungere il cucchiaio restante di olio. Mescolare la cipolla, l'aglio e lo zenzero; cuocere mescolando spesso per circa 1 minuto, fino a quando si inizia a sentire il profumo. Aggiungere i piselli dolci, le taccole e i piselli; cuocere, mescolando spesso, finché i legumi non prendono un colore verde brillante.

Rimettere il tofu nella padella insieme alla miscela di salsa hoisin e agli anacardi; cuocere, mescolando, per circa 1 minuto fino a quando tutto si sarà scaldato uniformemente.

Insalata piccante di tofu e ceci

Ingredienti

3 cucchiaini e ½ di paprika

3 cucchiaini e ½ di cumino in polvere

2 cucchiaini di aglio in polvere

1 cucchiaino di pepe macinato fresco

5 cucchiai di succo di limone, separati

4 cucchiai di olio extra vergine d'oliva, separati

1 confezione da 400 g di tofu extra-solido confezionato in acqua (scolato)

1 lattina da 425 g di ceci (sciacquati)

14 tazze di cavolo riccio a pezzetti

1 peperone medio o giallo o arancione, tagliato in strisce da 5 cm

½ cetriolo inglese, dimezzato e fatto a fettine

Procedimento

Posizionare la griglia nel terzo inferiore del forno; preriscaldare a 230°C. Ungere una grande teglia da forno con uno spray da cucina.

Unire la paprika, il cumino, l'aglio in polvere, il pepe e il sale in una grande ciotola. Mettere da parte 2 cucchiaini e ½ della mistura di spezie. Aggiungere 2 cucchiai di succo di limone e 1 cucchiaio di olio alla miscela di spezie rimanente. Tagliare il tofu a cubetti da 2 cm e asciugare con un panno. Aggiungere il tofu e i ceci alla miscela di spezie nella grande ciotola e mescolare per unire; lasciare riposare per 10 minuti.

Distribuire il tofu e i ceci sulla teglia preparata in un unico strato. Cuocere sul ripiano inferiore del forno per circa 20 minuti fino a doratura, mescolando una volta a metà cottura.

Nel frattempo, mettere i rimanenti 2 cucchiaini e ½ di composto di spezie nella ciotola grande e sbattere con la frusta con i restanti 3 cucchiai di succo di limone e 3 cucchiai di olio.

Aggiungere il cavolo riccio e, con le mani pulite, massaggiare le verdure 1 o 2 minuti, fino a ridurle di volume di quasi la metà. Aggiungere peperone e cetriolo e mescolare.

Servire l'insalata guarnita con il tofu e i ceci arrostiti.

Cavolo al tofu

Ingredienti

2 confezioni da 400-450 g di tofu extra-solido, asciugato con un panno

2 cucchiai e ½ di salsa di fagioli neri all'aglio, separati

2 cucchiai di olio di sesamo tostato, separati

2 cucchiaini di semi di sesamo

10 tazze di cavolo tagliato a pezzi

3 tazze di cappelli di funghi shiitake tagliati a metà

1 mazzetto di cipollotti, tagliato in pezzi da 2,5 cm, e la parte verde tritata per guarnire

2 cucchiai di vino di riso

2 cucchiaini di salsa piccante, a piacere

Procedimento

Posizionare le griglie nei terzi superiore e inferiore del forno; preriscaldare a 220°C. Ungere 2 grandi teglie da forno con uno spray da cucina.

Tagliare il tofu in pezzi da 2,5 cm e mescolare in una ciotola grande con 2 cucchiai di salsa di fagioli neri, 1 cucchiaio di olio di sesamo e i semi di sesamo. Distribuire in un unico strato su una delle teglie da forno preparate. (Mettere da parte la ciotola.) Arrostire il tofu nella parte inferiore del forno da 25 a 30 minuti, mescolando due volte, fino a doratura.

Nel frattempo, mescolare il cavolo, i funghi, i pezzi di scalogno, il restante ½ cucchiaio di salsa di fagioli neri e il restante cucchiaio di olio di sesamo nella grande ciotola. Stendere le verdure nella seconda teglia. Dopo 10 minuti che il tofu è in forno, infornare le verdure nella parte superiore del forno e cuocere, mescolando una o due volte per circa 20 minuti, finché saranno tenere.

Con un cucchiaio mettere il tofu sulle verdure, condire con vino di riso e salsa piccante e mescolare. Guarnire con la parte verde del cipollotto tritata, se lo si desidera, e servire.

Tofu Kung Pao

Ingredienti

1 confezione (450 g) di tofu solido, tagliato in 3 fette

1 tazza di salsa di soia a basso contenuto di sodio, divisa

1 pezzo (da 2,5 cm) di zenzero, finemente grattugiato

1 cucchiaio di olio di canola

1 cipolla gialla affettata

1 peperone verde grande, tagliato a pezzi

2 zucchine piccole tagliate a fettine

6 piccoli funghi tagliati a fettine

3 cucchiai di aceto di vino di riso

1 cucchiaio di salsa piccante asiatica al peperoncino

2 cucchiai di arachidi tritate tostate

Procedimento

Disporre le fette di tofu su un piatto ricoperto di carta assorbente e coprire con altra carta assorbente. Coprire con un oggetto pesante per circa 15 minuti per eliminare l'acqua in eccesso; scolare e disfarsi del liquido accumulato.

Mescolare 1/2 tazza di salsa di soia e lo zenzero in un grande piatto. Aggiungere le fette di tofu e lasciare marinare circa 15 minuti.

Preriscaldare il forno a 180 °C. Foderare una teglia con carta da forno.

Capovolgere le fette di tofu e lasciare marinare dall'altro lato per circa 15 minuti. Togliere il tofu dalla marinata e posizionarlo sulla teglia preparata.

Cuocere il tofu per circa 40 minuti nel forno preriscaldato finché non sarà asciutto, girando una volta a metà cottura. Tagliare in pezzi più piccoli.

Scaldare 1 cucchiaio di olio a fuoco medio-alto in un wok o in una padella capiente. Aggiungere la cipolla e il peperone verde; cuocere da 3 a 5 minuti, fino a quando la cipolla non sarà leggermente traslucida. Aggiungere le zucchine e i funghi e cuocere 2 o 3 minuti mescolando finché non saranno leggermente dorati. Aggiungereil tofu cotto al forno.

Mescolare la rimanente 1/2 tazza di salsa di soia, l'aceto di riso e la salsa al peperoncino in una piccola ciotola. Versare nel wok e mescolare per circa 1 minuto, fino a quando la miscela di cipolla e tofu non sarà ben ricoperta. Guarnire con arachidi tostate.

Tofu all'aglio

Ingredienti

3 cucchiai di olio di canola

2 cucchiaini di aglio tritato

2 cucchiaini di zenzero tritato

1 lime

1 cucchiaio di tamari, o a piacere

900 g di tofu solido

Procedimento

Scaldare l'olio in un wok o in una grande padella a fuoco medio. Aggiungere mescolando l'aglio e lo zenzero e cuocere per 1 minuto. Aggiungere il tofu e la salsa tamari e mescolare per ricoprire il tofu. Coprire la padella e continuare la cottura per 20-30 minuti.

Condire il tofu con il succo del lime spremuto prima di servire.

Tofu saporito al pomodoro

Ingredienti

1 confezione (400 g) di tofu extra solido tagliato a fettine

1 lattina (410 g) di pomodori tagliati a dadini con basilico, aglio e origano

1/4 di tazza di aceto balsamico

1 cucchiaio di olio di semi

2 peperoni verdi tagliati a pezzetti

1/2 cipolla tritata

1/4 di cucchiaino di aglio in polvere

sale a piacere

Procedimento

Mettere le fette di tofu tra due panni puliti; consentire al tofu di eliminare l'acqua per circa 10 minuti. Tagliare il tofu in bocconcini e trasferirlo in una ciotola. Aggiungere i pomodori e l'aceto balsamico e marinare per 20 minuti.

Scaldare l'olio vegetale in una padella capiente a fuoco medio; cuocere mescolando i peperoni e le cipolle per circa 5 minuti, fino a quando saranno teneri. Aggiungere la miscela di tofu, l'aglio in polvere e il sale.

Coprire la padella e ridurre la fiamma a medio-bassa e far sobbollire circa 5 minuti, finché tutto sarà ben caldo.

Tofu piccante saltato

Ingredienti

1 lattina (da 400 g) di latte di cocco

1/4 di tazza di burro di arachidi

2 cucchiai di salsa di soia

2 cucchiai di zucchero di canna

1 cucchiaio di succo di lime

1 cucchiaino di salsa sriracha

1/2 cucchiaino di peperoncino macinato

1 cucchiaio di olio d'oliva

2 carote (a dadini)

1 peperone rosso (a dadini)

1 confezione (da 400 g) di tofu solido, scolato e tagliato a dadini da 2,5 cm

4 spicchi d'aglio tritati

2 cucchiai di zenzero fresco tritato

4 tazze di spinaci novelli

1 tazza e 1/2 di riso integrale cotto

Procedimento

Sbattere con la frusta il latte di cocco, il burro di arachidi, la salsa di soia, lo zucchero di canna, il succo di lime, la salsa sriracha e il peperoncino in polvere in una ciotola fino a formare una salsa uniforme.

Scaldare l'olio in una grande padella a fuoco medio-alto. Aggiungere le carote e il peperone rosso e saltare 1 o 2 minuti, fino a quando saranno teneri. Aggiungere il tofu e saltare fino a doratura, circa 4 minuti per lato. Aggiungere l'aglio e lo zenzero e cuocere mescolando circa 30 secondi, fino a che si comincia a sentire il profumo.

Versare la salsa nella padella e mescolare per ricoprire il tofu, le carote e il peperone. Cuocere circa 5 minuti, fino a quando i sapori non si combinano. Ridurre il calore al minimo; aggiungere gli spinaci 1 tazza alla volta fino ad che appassiscono. Servire con riso integrale.

Tofu agrodolce saltato

Ingredienti

550 grammi di ananas in pezzi o bocconcini, conservato in succo

3 cucchiai di aceto di vino di riso

2 cucchiai di ketchup

2 cucchiai di salsa di soia a ridotto contenuto di sodio

1 cucchiaio di zucchero di canna

1 confezione da 400 grammi di tofu extra-solido confezionato in acqua, scolato, sciacquato e tagliato in cubetti da 1 cm

2 cucchiaini di amido di mais

2 cucchiai di olio di canola (separati)

2 cucchiai di aglio tritato

1 cucchiaio di zenzero tritato

1 peperone rosso grande, tagliato in strisce da 1 cm x 5 cm

1 peperone verde grande, tagliato in strisce da 1 cm per 5 cm

Procedimento

Scolare e mettere da parte l'ananas, riservando ¼ di tazza di succo. Sbattere con la frusta il succo d'ananas, l'aceto, il ketchup, la salsa di soia e lo zucchero in una ciotola media fino a ottenere una salsa omogenea.

Mettere il tofu in una grande ciotola e mescolare con 3 cucchiai della salsa preparata. Lasciare marinare per almeno 5 minuti e fino a 30 minuti.

Nel frattempo, aggiungere l'amido di mais alla salsa rimanente e sbattere con la frusta fino a ottenere un composto omogeneo.

Scaldare 1 cucchiaio di olio a fuoco medio-alto in una padella antiaderente capiente. Trasferire il tofu nella padella usando un cucchiaio forato; sbattere la rimanente marinata nella ciotola con la salsa messa da parte.

Cuocere il tofu da 7 a 9 minuti in totale, mescolando ogni 1 o 2 minuti, fino a doratura. Trasferire in un piatto.

Aggiungere l'olio rimanente nella padella e riscaldare a fuoco medio. Aggiungere l'aglio e lo zenzero e cuocere circa 30 secondi, mescolando continuamente, fino a quando si inizia a sentire il profumo.

Aggiungere i peperoni rossi e verdi e cuocere per 2 o 3 minuti, mescolando spesso, fino a quando saranno teneri. Versare la salsa messa da parte e cuocere, mescolando, fino a farla addensare, circa 30 secondi.

Aggiungere il tofu e l'ananas e cuocere per circa 2 minuti mescolando delicatamente, fino a quando non saranno ben caldi.

Curry rosso

Ingredienti

1 confezione (350 g) di tofu solido tagliato a dadini

3 cucchiai di salsa di soia light, o più a piacere

1 lattina da 400 g di latte di cocco

1 cucchiaio di pasta di curry rosso tailandese, o più a piacere

230 g di fiori di broccoli

1 confezione (115 g) di funghi freschi tagliati a fette

1 porro, tagliato longitudinalmente, lavato, privato delle estremità e tagliato sottile

1 carota, tagliata a fiammiferi

1 limone (spremuto) o a piacere

1 pizzico di zucchero bianco

Procedimento

Unire il tofu e 3 cucchiai di salsa di soia in una piccola ciotola e marinare per circa 20 minuti.

Rimuovere lo strato superiore solido di panna di cocco dalla lattina di latte di cocco e riscaldare in un wok a fuoco medio. Aggiungere la pasta di curry e scaldare per 2 minuti. Aggiungere il tofu, i broccoli, i funghi, il porro e la carota e saltare per 2 minuti.

Versare il latte di cocco rimanente e cuocere a fuoco lento circa 5 minuti, fino a quando le verdure sono morbide. Condire con salsa di soia, succo di limone e zucchero.

Lasagne vegane con Slowcooker

Ingredienti
1 confezione (350 g) di tofu morbido

1 confezione (175 g) di pasta per lasagna vegana tagliata a pezzi

1/4 di tazza di cipolla tritata

2 cucchiai di aglio tritato

1 cucchiaino di sale

1 cucchiaino di pepe nero macinato

1 barattolo (800 g) di salsa di pomodoro

Procedimento

Mettere il tofu, le lasagne, la cipolla, l'aglio, il sale e il pepe macinato in uno slowcooker. Versare la salsa nello slowcooker e mescolare delicatamente gli ingredienti.

Cuocere su basso per 8 ore.

Tofu e zucca squash saltati

Ingredienti

1 cucchiaio di olio d'oliva o secondo la necessità

3 spicchi d'aglio (tritati)

1 zucca squash gialla, tagliata a dadini

1 zucchina tagliata a dadini

1 confezione (350 g) di tofu solido tagliato a dadini

1/4 di tazza di zucchero di canna

3 cucchiai di salsa di soia

1 cucchiaio di salsa sriracha

sale e pepe nero macinato a piacere

Procedimento

Scaldare l'olio d'oliva in una grande padella o wok a fuoco medio-alto. Cuocere l'aglio nell'olio caldo mescolando per 30 secondi, fino a quando comincia a profumare. Aggiungere la zucca e le zucchine e cuocere mescolando circa 7 minuti, fino a quando le zucche non si ammorbidiscono. Trasferire il composto di zucca in una ciotola.

Rimettere la padella sulla fiamma medio-alta, mettere il tofu a cubetti nella padella e aggiungere lo zucchero di canna e la salsa di soia. Cuocere mescolandoda 3 a 5 minuti, fino a quando ogni lato del tofu sarà dorato.

Rimettere la miscela di zucca nella padella e cuocere mescolando circa 3 minuti, fino a quando non sarà ben calda. Aggiungere la salsa sriracha e condire con sale e pepe nero.

www.ingramcontent.com/pod-product-compliance
Lightning Source LLC
Chambersburg PA
CBHW071236020426
42333CB00015B/1505